Najla MOUHLI

Mesoterapia vs. acupunctura no tratamento da cervicartrose

AF302013

Najla MOUHLI

Mesoterapia vs. acupunctura no tratamento da cervicartrose

ScienciaScripts

Imprint
Any brand names and product names mentioned in this book are subject to trademark, brand or patent protection and are trademarks or registered trademarks of their respective holders. The use of brand names, product names, common names, trade names, product descriptions etc. even without a particular marking in this work is in no way to be construed to mean that such names may be regarded as unrestricted in respect of trademark and brand protection legislation and could thus be used by anyone.

Cover image: www.ingimage.com

This book is a translation from the original published under ISBN 978-620-6-71537-5.

Publisher:
Sciencia Scripts
is a trademark of
Dodo Books Indian Ocean Ltd. and OmniScriptum S.R.L publishing group

120 High Road, East Finchley, London, N2 9ED, United Kingdom
Str. Armeneasca 28/1, office 1, Chisinau MD-2012, Republic of Moldova, Europe
Printed at: see last page
ISBN: 978-620-8-09346-4

Conteúdo

1 Introdução 2

2 Materiais e métodos 3

3 Resultados 6

4 Discussão 28

5 Conclusões..35

Referências 39

Apêndices 43

1 Introdução

[ere]A dor cervical crónica é um motivo frequente de consulta, tanto nos serviços de 1.ª linha como nas consultas de especialidade. [eme]Nas populações ocidentais, representa a terceira perturbação músculo-esquelética mais frequente [1]. Constituem um problema de saúde pública devido ao seu carácter incapacitante e recorrente e ao seu custo para a comunidade. De facto, cerca de 10% dos doentes com cervicalgia crónica sofrem de incapacidade física e 5% de invalidez [2].

O tratamento desta patologia é multidisciplinar, envolvendo o reumatologista, o médico fisiatra e, por vezes, o cirurgião da coluna vertebral. Para além de uma vasta gama de medicamentos, o tratamento inclui uma reabilitação adequada [3]. Para aliviar mais eficazmente a dor do doente, o médico recorre às chamadas terapias complementares, como a acupunctura ou a mesoterapia.

A acupunctura é uma forma de medicina tradicional chinesa com 4000 anos [4]. Devido à diversidade das suas indicações, à sua segurança e ao seu baixo custo, a acupunctura está a tornar-se cada vez mais praticada e a procura por parte dos doentes está a aumentar. É frequentemente utilizada em reumatologia para aliviar a dor crónica, particularmente a dor no pescoço [5]. A ciência moderna desenvolveu várias teorias para explicar a sua eficácia, das quais as mais notáveis são as teorias neuronal e neuro-endócrina. Assim, pensa-se que a sua ação analgésica se deve ao reforço dos influxos inibitórios das fibras sensoriais de tipo C [6,7], associado à libertação de péptidos morfinomiméticos endógenos [8-10], explicando assim os efeitos induzidos perto e longe dos locais estimulados.

A mesoterapia é uma técnica relativamente recente, introduzida por Pistor nos anos 50 [11]. O seu conceito terapêutico é simples e consiste em aproximar o local da terapêutica do local da doença. Actua ao nível da microcirculação, sendo o benefício mesoterapêutico o resultado da combinação de um produto farmacológico e do efeito reflexo da punção [3,12]. De facto, combina medicamentos analgésicos e descontratantes de forma segmentar metamérica e em zonas dolorosas celulomalgicas refractárias [3]. O seu valor como terapia adjuvante no tratamento da dor músculo-esquelética, particularmente da dor cervical crónica, é cada vez mais reconhecido [13].

Os objectivos deste trabalho são :

- Avaliar a eficácia clínica da mesoterapia e da acupunctura como tratamentos complementares da cervicalgia mecânica de origem degenerativa.

- Comparar a eficácia destas duas terapias a curto prazo.

2 Materiais e métodos

1] __Apresentação do estudo :__

Trata-se de um estudo prospetivo que decorreu entre agosto de 2015 e dezembro do mesmo ano. Envolveu 50 pacientes. Os pacientes foram divididos em dois grupos.

[er]O grupo 1, composto por 25 pacientes, consultou o serviço de acupunctura do hospital Mongi Slim de La Marsa. Tunis, Tunísia

[me]O grupo 2®, composto por 25 pacientes, consultou o serviço de Medicina Física e Reabilitação Funcional do Institut Mohamed Kassab D'Orthopedie, Tunis, Tunísia.

2] __Critérios de inclusão, não-inclusão e exclusão :__

Foram incluídos no estudo doentes com dor cervical comum, de origem osteoartrítica, e com uma resposta à Escala Visual Analógica (EVA) para a dor maior ou igual a 40/100.

O nosso estudo não incluiu doentes com:

- Dor no pescoço secundária a traumatismo.
- Dor no pescoço associada a um reumatismo inflamatório.
- Cervicalgia de origem infecciosa ou tumoral, designada por cervicalgia sintomática.
- Nevralgia cervicobraquial.
- Sinal de sofrimento medular ou de lesão da artéria vertebral.
- Uma doença geral que afecte as funções de hemostase ou a utilização de anticoagulantes

Os doentes que não completaram todo o protocolo de tratamento foram excluídos do estudo.

3] __Protocolo de estudo :__

O protocolo do estudo incluía :

a. __[re]A consulta V:__

Esta pré-consulta permitiu-nos :

- Verificar os critérios de inclusão e de não-inclusão.
- Obtenção do consentimento oral informado dos pacientes.
- Preencher o questionário (Anexo 1). Para além dos dados epidemiológicos, o questionário pede aos pacientes que descrevam a sua dor cervical (intensidade avaliada pela Escala Visual Analógica - EVA, duração da evolução, noção de irradiação, sinais associados, etc.), bem como o exame físico detalhado da coluna cervical (limitação da mobilidade, anomalias posturais, etc.).

b. __O protocolo terapêutico :__

Os doentes incluídos no estudo foram divididos em dois grupos:

- [er]O grupo 1: os pacientes que consultaram o serviço de acupunctura do CHU Mongi Slim de La Marsa, receberam uma prescrição de 10 sessões à razão de 3 sessões por semana. Esta prescrição pode ou não ter sido associada a um tratamento médico convencional (medicamentos, reabilitação, joelheira, etc.). O tratamento por acupunctura consiste numa combinação de pontos, em média 8 a 10 pontos (Anexo 2):

-        Punção de pontos locais (VB20, VB21, V11, DM14, PE21 cervical...)

-        Pontos de punção distal padrão para dores no pescoço

-        Punção dos pontos Ashi (pontos de dor locais)

-        Punção dos pontos de acordo com a localização da dor (ombro, escápula, membro superior)

-        Aplicação de estimulação eléctrica nas agulhas de punção. A estimulação eléctrica com uma frequência de 2 Hz é aplicada a uma média de 3 ou 4 agulhas. A sessão de electro-acupunctura dura em média

de 20 minutos.

-        Ventosas ocasionais com ou sem escarificação.

-        ^{eme}O grupo 2: aos pacientes que consultaram o serviço de Medicina Física e Reabilitação Funcional do Instituto Ortopédico Mohamed Kassab foram prescritas 3 sessões de mesoterapia à razão de uma sessão por semana. Esta prescrição pode ou não ter sido combinada com um tratamento médico convencional (medicação, reabilitação, utilização de um colar cervical, etc.). O tratamento mesoterapêutico consistiu numa combinação de 2 técnicas: uma série de injecções intra-dérmicas profundas de uma mistura de : Lidocaína, tiocolchicosídeo e cetoprofeno com uma agulha de 13 mm, e injecções intradérmicas superficiais com uma mistura de Lidocaína e tiocolchicosídeo com uma agulha de 4 mm.

c.   Uma continuação de Involution :

$^{ereme\ eme}$Foi efectuada uma avaliação clínica detalhada para o grupo 1 após as 3 (A3) e 6 (A6) sessões de acupunctura, bem como no final do tratamento. O segundo grupo foi objeto de uma avaliação após cada sessão de mesoterapia (M1 e M2), que teve lugar imediatamente antes da sessão seguinte. A última avaliação foi efectuada uma semana após o final do tratamento. Para além da avaliação clínica objetiva, foi pedido ao doente que referisse se tinha havido alguma melhoria (EVA), sendo este um critério subjetivo.

Foi estabelecida uma resposta favorável ao tratamento quando, aquando da reavaliação da dor, se verificou uma redução de 30% do valor da EVA em relação ao valor inicial e/ou uma melhoria das amplitudes da coluna cervical com uma redução das distâncias mento-esternal em flexão e extensão, mento-acrómio em rotações à direita e à esquerda e trágus da orelha-acrómio em inclinações laterais à direita e à esquerda, significando assim uma maior flexibilidade do pescoço. Outro critério objetivo para um resultado favorável é a melhoria de qualquer perturbação postural, avaliada pelas distâncias entre os processos espinhosos de C3 e C7 e o fio de prumo (ou a parede). Um valor superior a 6,5 cm para C3-parede indica anteprojecção da coluna cervical, e um valor superior a 4,5 cm para C7-parede indica hipercifose dorsal, frequentemente associada a dor cervical [14].

4] **Análise estatística dos dados:**

Os dados foram introduzidos e analisados utilizando o SPSS® 17.01 (Statistical Package for Social Sciences, SPSS Inc, Chicago, Illinois). Os gráficos foram produzidos utilizando o Excel® 12.0 (Microsoft Office 2007, Microsoft Corporation, Washington).

Foram efectuados estudos descritivos e analíticos.

a. **Estudo descritivo** :

Foram calculadas frequências simples e frequências relativas (percentagens) para as variáveis qualitativas. E as médias, desvios-padrão e valores extremos foram determinados para as variáveis quantitativas.

b. **Estudo analítico:**

- Comparação de percentagens: A comparação de percentagens em séries independentes foi efectuada através do teste do qui-quadrado de Person e, em caso de não validade deste teste, através do teste exato bicaudal de Fisher.

- As variáveis quantitativas foram comparadas entre os grupos utilizando o teste ANOVA.

- Em todos os testes estatísticos, o nível de significância estatística (p) foi fixado em 0,05.

5] **Pesquisa bibliográfica :**

Foi também efectuada uma revisão sistemática da literatura. Selecionámos artigos em língua inglesa e francesa publicados entre 1976 e 2016, consultando as bases de dados Medline e Google Scholar. As palavras-chave utilizadas isoladamente ou em combinação foram as seguintes: Acupunctura, Mesoterapia, mesotherapie, cervicalgies chroniques, dor cervical crónica.

Consultámos igualmente os resultados dos trabalhos tunisinos, que se apresentam principalmente sob a forma de dissertações de mestrado ou de TCC, bem como de comunicações orais ou em poster.

6] **Considerações éticas :**

O consentimento informado foi obtido oralmente dos doentes de ambos os grupos antes do início do protocolo terapêutico.

Declaramos também que não temos conflitos de interesse em relação a este estudo.

3 Resultados

1] <u>Estudo descritivo :</u>

a. <u>Descrição geral dos efectivos:</u>

O número total de pacientes foi de 50, com uma média de idade de 56,2 ±13,7 anos, e extremos de 20 e 82 anos. A maioria dos pacientes tinha entre 50 e 70 anos de idade (Figura 1). Havia 36 mulheres e 14 homens. Os nossos doentes sofriam de dor cervical há uma média de 6,1 anos [min: 1 mês, max: 25 anos].

Repartição da mão de obra por idade

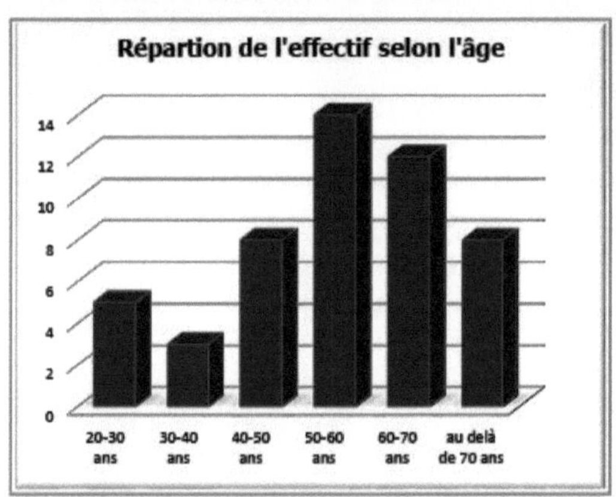

<u>Figura 1</u>: Repartição da mão de obra por idade

b. <u>[er]Descrição do 1 grupo (grupo Acupunctura):</u>

i.   Dados demográficos :

[er]O grupo 1 era composto por 25 doentes, 17 mulheres e 8 homens. A sua idade média era de 57,5 ± 13,7 anos [min: 20, max: 80 anos]. Oito deles eram trabalhadores manuais, seis tinham empregos administrativos e os restantes estavam desempregados ou reformados.

ii.   Descrição dos sintomas e dos tratamentos recebidos:

A dor no pescoço tinha uma evolução média de 7,1 ± 6,7 anos [min: 1 mês, max: 25 anos]. A dor irradiava para o(s) membro(s) superior(es) em 64% dos casos. Em cerca de 1/3 dos casos, as irradiações eram pouco sistematizadas (Figura 2). A dor no pescoço estava associada a formigueiro nas mãos (52%), cefaleias (40%), vertigens (48%) e zumbidos (28%).

Distribuição das áreas de irradiação da cervicalgia
no 1º grupo

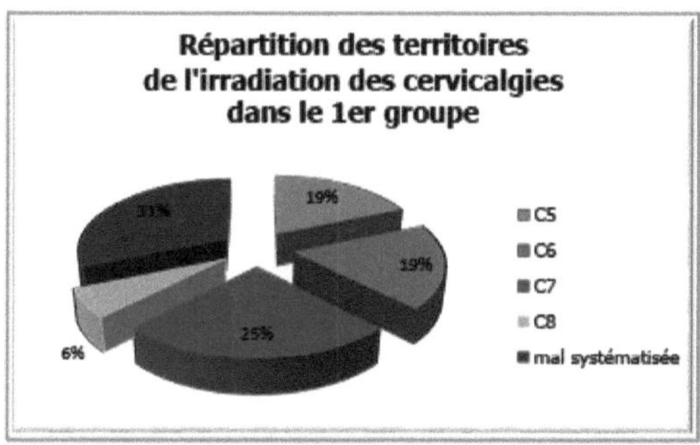

*er **Figura 2:** Distribuição dos territórios de irradiação da cervicalgia no grupo 1*

80% dos doentes do grupo tinham recebido tratamento médico no último mês e 64% tinham beneficiado de reabilitação nos últimos 6 meses. Os medicamentos mais frequentemente prescritos foram os analgésicos necessários (80%), os anti-inflamatórios não esteróides (AINE) (32%) e os relaxantes musculares (24%).

iii. Avaliação inicial :

A EVA inicial era em média de 8/10. A distância queixo-esterno em repouso era de 12,9 cm. Em anteflexão da coluna cervical, a distância queixo-esterno era de 3,2 cm. Na extensão, essa distância era de 18,3 cm em média. A distância mento-acromial média foi de 13,3 cm na rotação direita do pescoço e 13,4 cm na rotação esquerda. Na flexão lateral direita da coluna vertebral, a distância tragus-acromion foi de 10,7 cm, e na flexão lateral esquerda, essa distância foi de 11,7 cm. A distância inicial média entre C3 e parede foi de 9,9 cm. A distância inicial C7-parede foi de 7,8 cm (Tabela 1).

	Média	Desvio padrão	Mínimo	Máximo
Dor em EVA	8,04/10	1,369	5/10	10/10
Distância entre o queixo e o esterno em repouso (cm)	12,940	2,9238	4,0	18,0
Distância da flexão do esterno ao queixo (cm)	3,200	3,3166	0	13,0
Distância da extensão do esterno do queixo (cm)	18,360	3,6042	10,0	27,0
Distância da rotação do acrómio do queixo direita (cm)	13,360	3,0122	8,0	22,0
Distância da rotação do acrómio do queixo Esquerda (cm)	13,440	2,7092	9,0	20,0
Distância tragus acromion lateroflexion direita (cm)	10,700	2,8831	5,0	16,0
Distância do trago Acrómio esquerdo de lateroflexão (cm)	11,740	2,5541	6,0	16,0
Distância C3-Parede (cm)	9,920	3,4269	5,0	18,0
Distância C7-Parede (cm)	7,820	3,0100	3,0	16,0

iv. Evolução :

A EVA após as 3 primeiras sessões de acupunctura tinha aumentado para 6,4/10. No final do tratamento, a média era de 2,1/10 (redução de 73,6%) (Tabela 2). Oito pacientes descreveram o desaparecimento total da dor.

*er**Tabela 2**: Alterações na EVA da dor no grupo 1*

Dor em EVA

	Inicial	Após 3 sessões	Após 6 sessões	No final do tratamento
Média	8,04	6,40	4,64	2,12
Mediane	9,00	7,00	5,00	2,00
Desvio padrão	1,369	1,528	1,440	1,965
Mínimo	5	4	2	0
Máximo	10	9	8	7

Após as 3 primeiras sessões de acupunctura, a distância queixo-esterno em repouso não se alterou. Aumentou no final do tratamento. Após as 3 primeiras sessões de acupunctura, em anteflexão da coluna cervical, a distância queixo-esterno diminuiu para 1,9 cm. No final do tratamento, era de 0,6 cm. E na extensão, após as 3 primeiras sessões de acupuntura, essa distância aumentou para 19,3 cm em média, chegando a 20,9 cm no final das sessões. (Tabela 3).

[er]**_Tabela 3_**: *Alterações nas amplitudes de flexão e extensão da coluna cervical num grupo*

Distâncias (cm)	Média	Espalhar-tipo	Mínimo	Máximo
Distância entre o queixo e o esterno **em repouso** inicial	12,940	2,9238	4,0	18,0
Distância do queixo [eme]esterno **em repouso** Após 3 sessões	12,920	2,4138	5,0	17,0
Distância do queixo [eme]esterno **em repouso** Após 6 sessões	13,380	2,1079	6,0	16,0
Distância do queixo esterno **em repouso** no final da tratamento Distância da **flexão** do esterno do queixo inicial	13,220	1,9153	8,0	16,0
	3,200	3,3166	0	13,0
Distância da **flexão** do esterno ao queixo [eme]Após 3 sessões	1,940	1,5700	0	5,0
Distância da **flexão** do esterno ao queixo [eme]Após 6 sessões	1,240	1,0618	0	4,0
Distância da **flexão** do esterno do queixo no final da tratamento	0,640	0,7708	0	2,0
Distância do queixo esterno **extensão** inicial Distância **extensão** do esterno do queixo Após [eme]3 sessões **Extensão** do	18,360	3,6042	10,0	27,0
	19,380	3,5422	12,0	29,0
esterno do queixo à	20,400	2,9965	14,0	29,0

distância Depois [eme]6 sessões de **extensão** do esterno do queixo no final tratamento	20,960	2,7077	15,0	29,0

Após as 3 primeiras sessões de acupunctura, a distância média queixo-crómio aumentou para 12,3 cm na rotação direita do pescoço e 12,6 cm na rotação esquerda. No final do tratamento, essa distância diminuiu para 10,4 cm na rotação direita do pescoço e 10,8 cm na rotação esquerda (Tabela 4).

[er]***Tabela 4*: *Amplitude de rotação da coluna cervical no grupo 1***

Distâncias (cm)	Média	Espalhar-tipo	Mínimo	Máximo
Distância queixo acrómio **RDte** inicial	13,360	3,0122	8,0	22,0
Distância queixo acrómio **RDte** [eme]Após 3 sessões	12,360	1,8848	8,0	15,0
Distância queixo acrómio **RDte** [eme]Após 6 sessões	11,300	1,6708	8,0	14,0
Distância queixo acrómio **RDte** a No final do tratamento	10,420	1,1698	8,0	12,0
Distância do queixo acrómio **RG** inicial	13,440	2,7092	9,0	20,0
Distância do queixo acrómio **RG** [eme]Após 3 sessões	12,660	2,8458	7,0	19,0
Distância do queixo acrómio **RG** [eme]Após 6 sessões	11,740	2,4669	7,0	18,0
Distância queixo acrómio **RG** no final do tratamento	10,800	1,9149	7,0	16,0

RDte: Rotação para a direita, RG: Rotação para a esquerda.

Na lateroflexão direita da coluna vertebral, a distância tragus-acromion foi de 10 cm após as 3 primeiras sessões, e na lateroflexão esquerda, essa distância foi de 10,8 cm. Ao final das sessões, na lateroflexão direita da coluna vertebral, a distância tragus-acromion foi de 9,1 cm após as 3 primeiras sessões, e na lateroflexão esquerda, essa distância foi de 9,5 cm (Tabela 5).

[er]**_Tabela 5_: Alterações nas amplitudes de lateroflexão da coluna cervical no grupo 1**

Distâncias (cm)	Média	Espalhar-tipo	Mínimo	Máximo
Distância tragus acromion **ILDte** inicial	10,700	2,8831	5,0	16,0
Distância tragus acromion **ILDte** [eme]Após 3 sessões	10,020	2,3826	5,0	14,0
Distância tragus acromion **ILDte** [eme]Após 6 sessões	9,460	1,9786	5,0	13,5
Distância tragus acromion **ILDte** na extremidade do tratamento	9,160	1,7243	5,0	12,0
Distância tragus acromion **ILG** inicial	11,740	2,5541	6,0	16,0
Distância tragus acromion **ILG** [eme]Após 3 sessões	10,840	2,6129	6,0	16,0
Distância tragus acromion **ILG** [eme]Após 6 sessões	10,060	2,5096	5,0	15,0
Distância tragus acromion **ILG** a la fim do tratamento	9,560	1,9112	5,0	12,0

ILDte: Inclinação lateral ou lateroflexão para a direita, ILG: Inclinação lateral ou lateroflexão para a esquerda

Após as 3 primeiras sessões de acupunctura, as distâncias C3-parede e C7-parede eram de 9,2 e 6,7 cm, respetivamente. No final do tratamento, essas distâncias eram de 7,7 e 5,9 cm, respetivamente (Tabela 6).

[er]**_Tabela 6_: Tendências das curvaturas da coluna cervical no grupo 1**

	Média	Desvio padrão	Mínimo	Máximo
Distância C3-Wall Inicial	9,920	3,4269	5,0	18,0
Distância C3-Parede A3 ou MI após 3 sessões	9,260	3,1725	5,0	18,0
Distância C3-Wall após 6 sessões	8,520	2,2055	6,0	15,0
Distância C3-Wall no final do tratamento	7,780	2,2917	6,0	14,0
Distância C7-Wall inicial	7,820	3,0100	3,0	16,0
Distância C7-Wall após 3 sessões	6,700	2,1213	3,0	10,0
Distância C7-Wall após 6 sessões	6,360	1,8682	3,0	10,0
Distância C7-Wall no final do tratamento	5,940	1,7930	3,0	9,0

c. [ète]Descrição do grupo 2 (Grupo Mesoterapia):

i.   Dados demográficos :

[eme]O grupo 2 era constituído por 25 doentes, 19 mulheres e 6 homens. A sua idade média era de 54,9 ±15,9 anos [min: 27, max: 82 anos]. Sete deles eram trabalhadores manuais, doze tinham empregos administrativos e os restantes estavam desempregados ou reformados.

ii.   Descrição dos sintomas e dos tratamentos recebidos:

A dor no pescoço tinha uma evolução média de 5,1 ± 5,8 anos [min: 1 mês, max: 20 anos]. A dor irradiava para o(s) membro(s) superior(es) em 72% dos casos. A zona de irradiação mais frequente foi a raiz de C6 (Figura 3).

Distribuição dos territórios de irradiação da cervicalgia
no 2º grupo

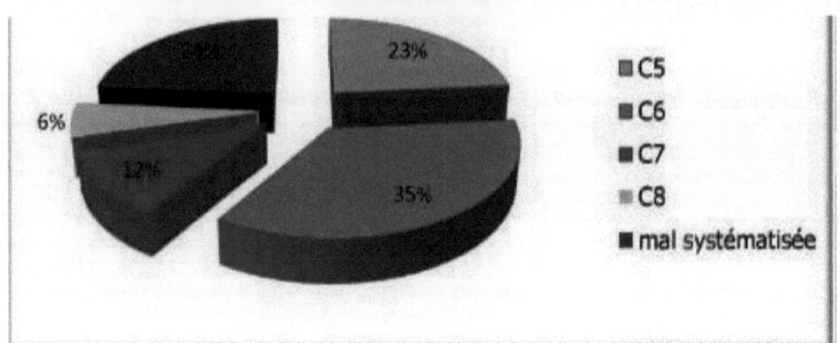

*^{me}**Figura 3:** Distribuição dos territórios de irradiação da cervicalgia nos 2 grupos*

A dor no pescoço foi associada a formigueiro nas mãos (68%), dores de cabeça (56%), vertigens (28%) e zumbidos (12%).

Todos os doentes deste grupo tinham recebido tratamento médico no último mês e 44% tinham beneficiado de reabilitação nos últimos 6 meses. Os medicamentos mais frequentemente prescritos foram os analgésicos necessários (100%), os anti-inflamatórios não esteróides (40%) e os relaxantes musculares (28%).

iii.   Avaliação inicial :

A EVA inicial era em média de 7,9/10. A distância queixo-esterno em repouso era de 12,0 cm. Em anteflexão da coluna cervical, a distância queixo-esterno era de 1,2 cm. Na extensão, essa distância foi de 17,2 cm em média. A distância mento-acromial média foi de 12,3 cm na rotação direita do pescoço e 12,8 cm na rotação esquerda. Em lateroflexão direita da coluna vertebral, a distância tragus-acromion foi de 10,4 cm,   e

Na flexão lateral esquerda, esta distância era de 11,2 cm. A distância inicial média entre C3 e parede foi de 9,3 cm. A distância inicial C7-parede foi de 7,4 cm (Tabela 7).

14

^{me}Quadro 7: Dados da avaliação inicial no grupo 2

	Média	Desvio padrão	Mínimo	Máximo
Dor em EVA	7,96/10	1,369	5/10	10/10
Distância entre o queixo e o esterno em repouso (cm)	12,080	2,1922	9,0	18,0
Distância da flexão do esterno do queixo (cm)	1,280	2,8250	0	14,0
Distância da extensão do esterno do queixo (cm)	17,280	2,3188	14,0	22,0
Distância da rotação do acrómio do queixo direita (cm)	12,380	2,1227	7,0	15,0
Distância da rotação do acrómio do queixo Esquerda (cm) Distância do trago	12,840	1,9670	9,0	17,0
acrómio lateroflexão direita (cm)	10,440	1,8947	8,0	15,0
Distância tragus acromion esquerda lateroflexão (cm)	11,280	1,6961	8,0	14,0
Distância C3-Parede (cm)	9,560	3,0150	3,0	14,0
Distância C7-Parede (cm)	7,400	1,8200	4,0	11,0

iv.   Evolução :

A EVA após a _{primeira} sessão de mesoterapia tinha aumentado para 6,1/10. No final do tratamento, a média era de 1,5/10 (redução de 80,4%) (Tabela 8). Nove pacientes descreveram o desaparecimento total da dor.

Dor em EVA				
	Inicial	[e]Após 1 re-sessão	[em]Após a 2.ª sessão	No final do tratamento
Média	7,96	6,16	3,64	1,56
Mediane	8,00	6,00	3,00	1,00
Desvio padrão	1,369	2,014	2,059	2,311
Mínimo	5	2	1	0
Máximo	10	10	9	9

Após a [primeira] sessão de mesoterapia, a distância queixo-esterno em repouso tinha aumentado para 11,7 cm. Esta distância aumentou no final do tratamento. [e]Após a primeira sessão de mesoterapia, em anteflexão da coluna cervical, a distância queixo-esterno diminuiu para 0,4 cm. No final do tratamento, era de 0,2 cm. [e]E na extensão, após a 1ª sessão de mesoterapia, essa distância aumentou para 18,4 cm em média, chegando a 19,3 cm no final das sessões. (Tabela 9)

[me]**Tabela 9**: *Alterações nas amplitudes de flexão e extensão da coluna cervical nos 2 grupos.*

Distâncias (cm)	Média	Desvio padrão	Mínimo	Máximo
Distância entre o queixo e o esterno **em repouso** inicial	12,080	2,1922	9,0	18,0
Distância do queixo [ere]esterno **em repouso** Após 1 sessão	11,700	2,2314	8,0	18,0
Distância do queixo esterno **em repouso** [eme]Após 2 sessões	12,180	2,0355	9,0	18,0
Distância do queixo esterno **em repouso** No final do tratamento Distância da **flexão** do esterno do queixo inicial	12,540	1,8704	10,0	18,0
	1,280	2,8250	0	14,0
Distância da **flexão** do esterno ao queixo [ere]Após 1 sessão	0,440	0,9278	0	4,0
Distância da **flexão** do esterno ao queixo [eme]Após 2 sessões	0,300	0,7360	0	3,0
Distância da **flexão** do esterno ao queixo No final do tratamento	0,200	0,6455	0	3,0
Distância do queixo esterno **extensão** inicial Distância **extensão** do esterno do queixo Após	17,280	2,3188	14,0	22,0
	18,400	2,6964	15,0	24,0
[ere]1 sessão **Extensão** do esterno do queixo à distância Depois	19,120	2,3904	15,0	24,0

[eme]2 sessões Distância
extensão do esterno do queixo No final tratamento | 19,320 | 2,3535 | 15,0 | 24,0

[ere]Após 1 sessão de mesoterapia, a distância média queixo-crômio aumentou para 11,3 cm na rotação direita do pescoço e 12,1 cm na rotação esquerda. No final do tratamento, essa distância diminuiu para 10,4 cm na rotação cervical direita e 10,8 cm na rotação cervical esquerda (Tabela 10).

[me]***Tabela 10**: Alterações na amplitude de rotação da coluna cervical nos 2 grupos*

Distâncias (cm)	Média	Desvio padrão	Mínimo	Máximo
Distância queixo acrómio **RDte** inicial	12,380	2,1227	7,0	15,0
[ere]Distância queixo acrómio **RDte** Após 1 sessão	11,320	1,9519	7,0	15,0
Distância do queixo [eme]acrómio **RDte** Após 2 sessões	10,960	1,7732	7,0	14,0
Distância queixo acrómio **RDte** no final do tratamento	10,400	1,4720	7,0	14,0
Distância do queixo acrómio **RG** inicial	12,840	1,9670	9,0	17,0
[ere]Distância queixo acrómio **RG** Após 1 sessão	12,140	1,9393	9,0	17,0
Distância do queixo acrómio **RG** [eme]Após 2 sessões	10,820	2,6531	1,0	15,0
Distância queixo acrómio **RG** no final do tratamento	10,800	1,3844	7,0	13,0

RDte: Rotação para a direita, RG: Rotação para a esquerda,

[ere]Na lateroflexão direita da coluna vertebral, a distância tragus-acromion foi de 9,8 cm após a 1 sessão, e na lateroflexão esquerda, essa distância foi de 10,3 cm. Ao final das sessões, na lateroflexão direita e esquerda da coluna vertebral, a distância tragus-acromion foi de 9,3 cm bilateralmente (Tabela 11).

[me]***Tabela 11***: **Alterações nas amplitudes de lateroflexão da coluna cervical no grupo 2**

Distâncias (cm)	Média	Desvio padrão	Mínimo	Máximo
Distância do trago acrómio **ILDte** inicial Distância tragus	10,440	1,8947	8,0	15,0
[ere]**ILDte** acrómio Após 1 sessão Distância do trago	9,800	1,7078	7,0	14,0
[eme]**ILDte** acrómio Após 2 sessões Distância do trago	9,360	1,3503	7,0	12,0
Acrómio **ILDte** no final do tratamento Distância do trago	9,340	1,3595	7,0	12,5
acrómio **ILG** inicial Distância do tragus	11,280	1,6961	8,0	14,0
[ere]Acromion **ILG** Apres 1 seance Distância tragus	10,320	1,2490	9,0	14,0
[eme]Acromion **ILG** Apres 2 seance Distância tragus	10,000	2,5083	7,0	19,5
Acrómio **ILG** no final do tratamento	9,360	1,2871	7,0	12,0

ILDte: Inclinação lateral ou lateroflexão à direita, ILG: inclinação lateral ou lateroflexão a esquerda

[ere]Após uma sessão de mesoterapia, as distâncias C3-parede e C7-parede eram de 8,9 e 6,9 cm, respetivamente. No final do tratamento, essas distâncias eram de 7,8 e 6,7 cm, respetivamente (Tabela 12).

*me*___Tabela 12___*: Tendências dos arcos da coluna cervical no grupo 2*

Distâncias (cm)	Média	Desvio padrão	Mínimo	Máximo
Distância C3-Wall Inicial	9,560	3,0150	3,0	14,0
ere Distância C3-Wall A3 ou MI após 1 sessão	8,960	2,5410	3,0	13,0
eme Distância C3-Wall após 2 sessões	8,220	2,3456	3,0	13,0
Distância C3-Wall a la fim do tratamento	7,860	1,9975	3,0	12,0
Distância C7-Parede inicial	7,400	1,8200	4,0	11,0
ere Distância C7-Wall após 1 sessão	6,980	1,5033	4,0	10,0
eme Distância C7-Wall após 2 sessões	6,880	1,3940	4,0	10,0
Distância C7-Parede em fim do tratamento	6,760	1,3317	4,0	9,0

2]   Estudo analítico :

a.   Comparabilidade dos dois grupos :

i.   Dados demográficos :

Não houve diferença significativa entre os dois grupos em termos de género (p=0,37) (Figura 4).

Comparação do género entre os dois grupos

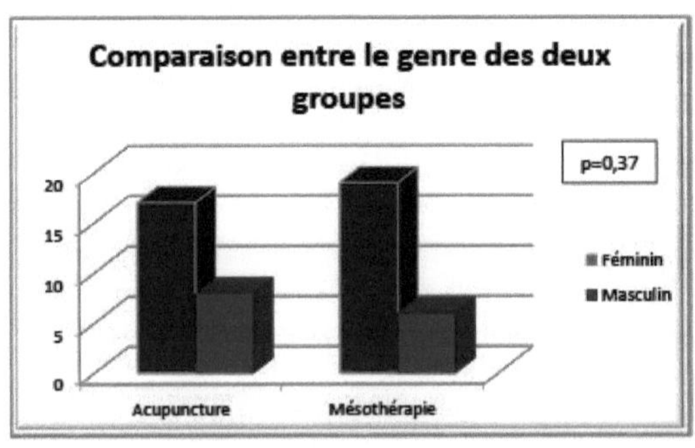

<u>***Figure 4***</u>   ***Comparação do género dos dois*** *grupos*

Não houve diferença significativa entre os dois grupos em termos de média de idade (p=0,54).

Da mesma forma, não houve diferença estatisticamente significativa em termos de profissão entre os pacientes dos dois grupos (p=0,24) (Figura 5).

Comparação entre as profissões dos 2 grupos

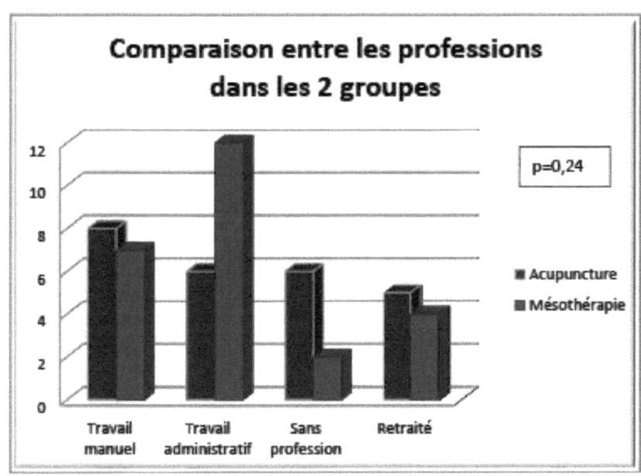

<u>Figura 5</u>: Comparação das profissões nos 2 grupos

ii.   Descrição dos sintomas:

Concentrar-nos-emos na idade dos sintomas. Não houve diferença significativa entre os dois grupos no que respeita à idade da dor (p=0,28).

iii.   Tratamento recebido :

Relativamente ao consumo de fármacos, verificou-se uma diferença significativa entre os dois grupos (p=0,025). Ao pormenorizar a ingestão de medicamentos, esta significância diz respeito apenas aos analgésicos, e não aos AINEs ou relaxantes musculares (Tabela 13). [me]Foram prescritos analgésicos, conforme necessário, a todos os doentes do grupo 2^.

<u>Tabela 13</u>: Comparação da ingestão de medicamentos nos dois grupos

	Grupo de Acupunctura Nb (%)	Grupo Mesoterapia Nb (%)	p
Analgésicos conforme necessário	20 (44,4)	25 (55,6)	**0,025**
AINES	8 (44,4)	10 (55,6)	0,384
Relaxantes musculares	6 (46,2)	7 (53,8)	0,500
Tomar medicamentos O que quer que seja	20 (44,4)	25 (55,6)	**0,025**

Não houve diferença significativa entre o número de doentes dos dois grupos que tinham recebido reabilitação funcional nos 6 meses anteriores ao tratamento (p=0,128).

b.   Comparação entre a revolução de LEVA :

meëTemeHouve uma diferença significativa apenas na EVA após a 6^ sessão de acupunctura e a 2 sessão de mesoterapia, com uma melhoria mais rápida da dor no grupo 2^ (Tabela 14). Não se registou qualquer diferença entre as EVA no final do tratamento.

***Quadro 14:** Comparação da evolução do EVA*

	Dor em EVA		
	Grupo Acupunctura	Grupo Mesoterapia	p
EVA inicial	8,04	7,96	0,83
EVA A3 ou MI	6,40	6,16	0,63
EVA A6 ou M2	4,64	3,64	**0,05**
EVA no final de tratamento	2,12	1,56	0,36

c.   Comparação das amplitudes da coluna cervical :

meNa avaliação inicial, a única diferença significativa entre os dois grupos foi na distância queixo-esterno em flexão, que foi menor no grupo 2® (Tabela 15). meAlém disso, esta vantagem do grupo 2^ manteve-se durante todo o tratamento.

erPara as demais amplitudes de movimento da coluna cervical, apenas a distância mento-esternal em extensão ao final do tratamento apresentou diferença significativa entre os dois grupos, com maior melhora para o grupo 1 (Tabela 15).

<u>**Tabela 15**</u>: *Comparação das alterações em extensão e flexão da coluna cervical*

Distâncias (cm)	Grupo de Acupunctura	Grupo de Mesoterapia	p
Distância do queixo esterno em **repouso** inicial	12,940	12,080	0,24
Distância do queixo esterno em **repouso** Depois de A3 ou MI	12,920	11,700	0,07
Distância do queixo esterno em **repouso** Depois de A6 ou M2	13,380	12,180	**0,04**
Distância do queixo esterno em **repouso** a No final do tratamento	13,220	12,540	0,21
Distância do queixo **flexão** do esterno inicial	3,200	1,280	**0,03**
Distância do queixo **flexão** do esterno Depois de A3 ou MI	1,940	0,440	**<0,001**
Distância do queixo **flexão** do esterno Depois de A6 ou M2	1,240	0,300	**0,001**
Distância do queixo **flexão** do esterno a fim do tratamento	0,640	0,200	**0,03**
Distância do queixo **extensão** do esterno inicial	18,360	17,280	0,21
Distância do queixo **extensão** do esterno Depois de A3 ou MI	19,380	18,400	0,27
Distância do queixo **extensão** do esterno Depois de A6 ou M2	20,400	19,120	0,10

Distância do queixo **extensão** do esterno no final do tratamento	20,960	19,320	**0,02**

emenem A3 : 3 e sessão de acupunctura, A6 : 6 e sessão de acupunctura, MI : Primeira sessão de mesoterapia, M2 : 2 e sessão de mesoterapia

Não houve diferença significativa entre os dois grupos na amplitude de rotação da coluna cervical durante a revolução. (Tabela 16)

Tableau 16: **_Comparação da evolução das amplitudes de rotação da coluna cervical_**

Distâncias (cm)	Grupo de Acupunctura	Grupo de Mesoterapia	p
Distância queixo acrómio **RDte** inicial	13,360	12,380	0,19
Distância queixo acrómio **RDte** Após A3 ou MI	12,360	11,320	0,06
Distância queixo acrómio **RDte** Após A6 ou M2	11,300	10,960	0,48
Distância queixo acrómio **RDte** a la fim do tratamento	10,420	10,400	0,95
Distância queixo acrómio **RG** inicial	13,440	12,840	0,37
Distância queixo acrómio **RG** Depois A3 ou MI	12,660	12,140	0,45
Distância queixo acrómio **RG** Depois A6 ou M2	11,740	10,820	0,21
Distância entre o acrómio **RG** do queixo e a extremidade tratamento	10,800	10,800	1,00

emeemeereeme RDte: Rotação para a direita, RG: Rotação para a esquerda, A3: 3 sessões de acupunctura, A6: 6 sessões de acupunctura, MI: 1 sessão de mesoterapia, M2: 2 sessões de mesoterapia

Não houve diferença significativa entre os dois grupos para as amplitudes de lateroflexão da coluna cervical durante a revolução. (Tabela 17)

<u>Tableau 17:</u> Comparação da evolução das amplitudes de lateroflexão da coluna cervical

Distâncias (cm)	Grupo de Acupunctura	Grupo de Mesoterapia	p
Distância tragus acromion **ILDte** inicial	10,700	10,440	0,70
Distância tragus acromion **ILDte** Depois de A3 ou MI	10,020	9,800	0,70
Distância tragus acromion **ILDte** Depois de A6 ou M2	9,460	9,360	0,83
Distância tragus acromion **ILDte** no final do tratamento	9,160	9,340	0,68
Distância tragus acromion inicial **ILG**	11,740	11,280	0,45
Distância tragus acromion **ILG** Após A3 ou MI	10,840	10,320	0,37
Distância tragus acromion **ILG** Após A6 ou M2	10,060	10,000	0,93
Distância tragus acromion **ILG** no final do tratamento	9,560	9,360	0,66

emeemeereeme ILDte: inclinação lateral ou lateroflexão à direita, ILG: inclinação lateral ou lateroflexão à esquerda, A3: 3 sessões de acupunctura, A6: 6 sessões de acupunctura, M1: 1 sessão de mesoterapia, M2: 2 sessões de mesoterapia

d. Comparação da revolução dos arcos da coluna cervical

Não houve diferença significativa entre os dois grupos em relação à atitude da coluna cervical no plano sagital (Tabela 18). De facto, verificou-se uma diminuição da anteprojecção da coluna cervical em todos os doentes, independentemente do método de tratamento escolhido.

<u>*Tableau 18:*</u>   *Comparação entre as revoluções das setas*
da coluna cervical

Distâncias (cm)	Grupo de Acupunctura	Grupo de Mesoterapia	p
Distância C3-Wall Inicial	9,920	9,560	0,69
Distância C3-Parede A3 ou MI depois de A3 ou MI	9,260	8,960	0,71
Distância C3-Parede após A6 ou M2	8,520	8,220	0,64
Distância C3-Muro na extremidade tratamento	7,780	7,860	0,89
Distância C7-Parede inicial	7,820	7,400	0,55
Distância C7-Parede após A3 ou MI	6,700	6,980	0,59
Distância C7-Parede a seguir a A6 ou M2	6,360	6,880	0,27
Distância C7-Muro na extremidade tratamento	5,940	6,760	**0,07**

^{emeemeere}A3: 3 sessões de acupunctura, A6: 6 sessões de acupunctura, MI: 1 sessão de mesoterapia, M2: ^{eme}2 sessões de mesoterapia

4 Discussão

A dor crónica do pescoço é uma queixa frequente nas nossas clínicas. São tratadas de forma multidisciplinar, combinando tratamento médico e reabilitação. Este tratamento é muitas vezes longo e, por vezes, com resultados apenas moderadamente satisfatórios. Para aliviar a dor do paciente mais rapidamente, ou mesmo mais eficazmente, o médico recorre às chamadas terapias complementares, como a acupunctura ou a mesoterapia.

O nosso estudo mostrou que a mesoterapia proporcionou um alívio mais rápido da dor aos doentes, mas que no final do tratamento os dois métodos eram equivalentes. A acupunctura permitiu uma melhor extensão da coluna cervical no final do tratamento.

Nos capítulos seguintes, discutiremos a contribuição de cada uma das técnicas para a cervicartrose ou dor cervical crónica. De seguida, comparamos as duas técnicas, com base nos nossos resultados e nos da literatura. Por fim, tentaremos formular algumas recomendações.

1]   <u>A contribuição da acupunctura no tratamento da dor cervical crónica:</u>

erNo nosso estudo, a acupunctura melhorou a dor e a amplitude da coluna cervical nos pacientes do grupo 1. De facto, 8 dos 25 pacientes descreveram um desaparecimento total da dor no final do tratamento, com uma EVA média de 2,1/10 para este grupo. Observámos igualmente um aumento da flexibilidade dos movimentos da coluna cervical em todos os planos do espaço: flexão, extensão, rotações à direita e à esquerda e inclinações laterais. Foi igualmente observada uma redução da anteprojecção da coluna cervical.

A maioria dos estudos tunisinos sobre este tema foram realizados no mesmo serviço de acupunctura do CHU Mongi Slim La Marsa, no âmbito de uma dissertação para a conclusão de um certificado de estudos complementares [15-18]. Avaliaram a dor através da EVA e constataram, tal como nós, uma diminuição da dor no final do tratamento (Tabela 19). O mesmo aconteceu com a rigidez da coluna vertebral, que melhorou significativamente [15,16,18]. emeemeO estudo de Guermazi também observou uma rápida melhoria da vertigem a partir do final da 3ª sessão e da parestesia a partir do final da 6ª sessão [15]. No estudo de Haddad, a variação da EVA não se correlacionou com a idade, o sexo, o perfil profissional, a idade da dor cervical ou a crença do paciente na eficácia da acupunctura [16]. Os resultados foram mantidos um mês após o término do tratamento no estudo de Zgolli [17]. A principal limitação destes estudos foi a ausência de um grupo de controlo. No que respeita à metodologia, estes diferentes estudos apenas avaliaram a flexibilidade da coluna cervical através da distância queixo-esterno durante a flexão [15-17]. Além disso, estes estudos não avaliaram a eficácia da acupunctura isoladamente. Na verdade, foi combinada com a eletropunctura, a tração cervical ou ambas. Este facto torna a comparação entre os vários estudos tunisinos, incluindo o nosso, aproximada.

Quadro 19: _Evolução da EVA nos estudos realizados na Tunísia_

	Ano	Número de pacientes	Idade média (anos)	EVA inicial	EVA após 3ª sessão espírita	EVA após 6ª sessão espírita	EVA no final do tratamento
Guermazi [15]	2014	35	54	8,0	5,2	3,1	1,6
Haddad [16]	2007	30	54,1 ±10,6	7,1	NM	4,4	2,0
Zgolli [17]	2004	50	51,9 ±11,7	7,1	NM	4,4	1,8
Tlili [18]	2003	21	NM [min:36, max:78]	5,8	4,2	3,9	4,0
O nosso estudo	2015	25	57,5 ±13,7	8,0	6,4	4,6	2,1

NM: não mencionado

A literatura internacional, nomeadamente a da Ásia [19-27], é muito mais rica do que a da Tunísia. Os resultados dos estudos foram bastante encorajadores.

Num estudo recente controlado e aleatório, a EVA para a dor desceu de 5,3/10 inicialmente, para 3,4 no final do tratamento e para 2,8/10 3 meses após o final do tratamento (p=0,04) [26]. Outro estudo espanhol encontrou resultados semelhantes com a EVA no início, no fim do tratamento e 6 meses após o fim do tratamento, respetivamente 6,8/10, 4,2/10 e 4,1/10 [28]. Outro estudo de coorte britânico, envolvendo 172 pacientes que tinham recebido tratamento de acupunctura com ou sem um tratamento "convencional" (medicação, reabilitação, etc.) para dor cervical crónica, verificou que 68% deles relataram uma melhoria de pelo menos 50%, com 14/172 pacientes a relatarem o desaparecimento total da dor [29]. Foi demonstrado que a acupunctura proporciona mais do que o alívio da dor no tratamento da dor cervical crónica. De facto, num ensaio aleatório controlado multicêntrico alemão publicado em 2006, uma avaliação da qualidade de vida utilizando a pontuação SF36 de Bullinger e Kirchberger [30], em doentes que tinham recebido acupunctura para a dor cervical crónica, mostrou uma melhoria significativa na pontuação em comparação com o grupo de controlo [31]. Este estudo também demonstrou que, 3 e 6 meses após o fim do tratamento, o grupo da acupunctura manteve a sua superioridade em termos de dor e qualidade de vida.

Embora a maioria dos estudos fosse positiva, uma análise crítica da literatura efectuada em

2004 pôs em causa estes resultados [32]. Apontou o dedo ao pequeno número de participantes nos ensaios aleatórios controlados. Em termos terapêuticos, salientou o facto de a acupunctura raramente ser utilizada isoladamente (tração cervical, eletropunctura, moxabustão).

O mesmo se aplica ao nosso estudo. Uma das suas principais limitações é o facto de não ter utilizado apenas a acupunctura no tratamento da dor cervical crónica. De facto, 80% tinham recebido tratamento médico no mês anterior ao parto (ou ainda o estavam a receber) e 64% tinham beneficiado de reabilitação nos últimos 6 meses. Quanto ao protocolo terapêutico, a acupunctura foi sempre associada à eletropunctura. Outra lacuna do nosso trabalho foi o facto de não termos avaliado os pacientes à distância do tratamento, a médio e longo prazo. E, finalmente, 25 pacientes não é um número elevado para se poder avaliar efetivamente a eficácia desta terapia.

No nosso estudo, não foram registados quaisquer efeitos secundários relacionados com a acupunctura. A boa tolerância da acupunctura foi confirmada por vários estudos [28,33,34]. No entanto, algumas publicações mencionaram efeitos adversos menores, como nódoas negras, hematoma subcutâneo e hemorragia no local da punção [28,35-37]. Os doentes com doenças do sangue não foram sistematicamente incluídos no nosso trabalho, o que pode explicar o facto de não termos registado quaisquer incidentes específicos. Noutro estudo, 3 de 88 doentes sentiram desconforto durante o tratamento [26]. Este incidente, *conhecido* na medicina chinesa como "doença da agulha", pode ser evitado realizando a punção em posição supina, num ambiente calmo e tranquilizando o doente. Num estudo sobre os efeitos adversos da acupunctura em 34.000 pacientes no Reino Unido, MacPherson encontrou uma taxa de 1,3%o de incidentes menores, sem observar acidentes maiores [38].

2] A contribuição da mesoterapia no tratamento da dor cervical crónica:

emeNo nosso estudo, a mesoterapia melhorou a dor e a amplitude da coluna cervical nos pacientes do grupo 2. De facto, 9 dos 25 pacientes descreveram um desaparecimento total da dor no final do tratamento, com uma EVA média de 1,5/10 para este grupo. Observámos igualmente um aumento da flexibilidade dos movimentos da coluna cervical em todos os planos do espaço: flexão, extensão, rotações à direita e à esquerda e inclinações laterais. Foi igualmente observada uma redução da anteprojecção da coluna cervical.

São raros os estudos tunisinos que abordam a mesoterapia e a dor cervical crónica. O estudo mais semelhante ao nosso foi efectuado no mesmo centro, o Institut Mohamed Kassab D'orthopedie de Ksar Said, e publicado em 1998 [39]. Envolveu 35 doentes tratados por dor cervical crónica, com uma idade média de 49,7 anos [min: 28, max: 67 anos]. Os doentes tinham recebido previamente tratamento analgésico, anti-inflamatórios não esteróides, relaxantes musculares e tinham seguido um programa de reabilitação adaptado. 10 doentes ficaram muito satisfeitos, com regressão completa dos sintomas. 19 doentes melhoraram com a redução do consumo de AINE, mas necessitaram de sessões de manutenção. 6 não registaram qualquer melhoria. [1]O seguimento médio foi de 17 meses, com extremos de 1 mês e 3 /2 anos. Não foram registados efeitos secundários. A limitação deste estudo reside no facto de não especificar os métodos de avaliação utilizados, nem a frequência dessas avaliações. A sua dimensão era limitada e os resultados não foram comparados.

DISCUSSÃO um grupo de controlo. Por fim, a mesoterapia não foi utilizada isoladamente, mas em combinação com um tratamento dito convencional.

Outros estudos tunisinos abordaram globalmente a contribuição da mesoterapia nas afecções músculo-esqueléticas em geral e em certas patologias em particular (escapulalgia, gonartrose, lombalgia comum, etc.). Num estudo publicado em 2014, sobre um grupo de pacientes que sofriam de dores musculoesqueléticas (incluindo 14% de dores no pescoço), que tinham recebido 4 semanas de tratamento de mesoterapia, 57,2% deles estavam satisfeitos, sendo que 11% dos pacientes já não sofriam de dores [13].

A literatura internacional também é escassa. De facto, poucos trabalhos publicados abordaram a contribuição da mesoterapia na dor cervical. [ereme]Uma publicação italiana de 1991, baseada em 20 pacientes que sofriam de nevralgia cervicobraquial, comparou dois grupos: 1 tratado com TENS (Transcutaneous Electrical Nerve Stimulation) e 2 com mesoterapia combinada com TENS [40]. Concluiu-se que a combinação era superior em termos de dor e rapidez de melhoria. Dois outros estudos italianos multicêntricos tinham investigado o efeito da mesoterapia em certas afecções osteoarticulares dolorosas, incluindo a dor cervical, com injecções que combinavam AINE ± procaína e relaxantes musculares, à razão de uma sessão por semana durante 21 dias, para um máximo de 984 pacientes (mas sem um grupo de controlo) [41,42]. Verificaram uma redução da dor de até 87% em doentes com dores no pescoço. Numa publicação de 2012, a Sociedade Italiana de Mesoterapia reconheceu a eficácia e a boa tolerância deste tratamento (uma combinação de relaxante muscular e AINE) no tratamento da dor musculoesquelética [43]. Salientou a ausência de efeitos adversos sistémicos dos AINEs com esta técnica. E sublinhou o facto de esta terapia ser ainda mais eficaz quando combinada com um tratamento padrão baseado em analgésicos orais e reabilitação.

Tal como no grupo da acupunctura, uma das limitações deste trabalho sobre a mesoterapia é o facto de não termos utilizado apenas esta técnica. De facto, todos os pacientes tomavam analgésicos a pedido e 44% tinham beneficiado de reabilitação durante os 6 meses anteriores. Também não realizámos uma avaliação à distância e uma população de 25 pacientes não é suficientemente grande para poder avaliar realmente a eficácia desta terapia. Outro obstáculo à comparação entre os vários estudos e com o nosso é o facto de o próprio protocolo terapêutico não estar bem codificado. Com efeito, para além do número exato de sessões e da duração total do tratamento, quase todos os estudos utilizaram produtos diferentes para as injecções, por vezes isolados ou combinados (quadro 20).

Tabela 20: **_Diferentes protocolos de tratamento de mesoterapia e indicações_**

Estudo	Ano	Indicação	Produtos utilizados	Número de sessões e duração do tratamento
Palermo [40]	1991	Nevralgia cervicobraquial	Lidocaína Relaxantes musculares	4 sessões 20 dias
Parrini [44]	2002	Lumbosciatica aguda	Ácido acetil salicílico	1 sessão única
Monticone [45]	2004	Lombalgia (disfunção sacro-ilíaca)	AINES	8 sessões 28 dias
Costantino [46]	2011	Dor lombar aguda	Lidocaína Cetoprofeno	5 sessões 13 dias
Di Cesare [47]	2011	Dor lombar crónica	Lidocaína	4 sessões 28 dias
Narvarte [48]	2011	Escapulalgia mecânica	Tiocolchicosida Diazepam Buflomedil Piroxicam	1 a 18 sessões Duração NM
O nosso estudo	2015	Dor crónica no pescoço	Lidocaína Tiocolchicosídeo Cetoprofeno	3 sessões 21 dias

NM: não mencionado, AINE: medicamento anti-inflamatório não esteroide

No nosso estudo, não foram registados efeitos secundários relacionados com a mesoterapia. E apesar do consenso quase unânime na literatura sobre a boa tolerância desta técnica, alguns estudos registaram alguns incidentes. Foram por vezes observadas reacções cutâneas transitórias e reversíveis, tais como formigueiro, reacções alérgicas, equimoses e urticária [48]. Estas reacções foram atribuídas quer a uma técnica de injeção deficiente quer aos próprios produtos utilizados [43]. Foram comunicados casos raros de infecções cutâneas [49-51]. No nosso trabalho, seguimos regras de higiene rigorosas, desinfectando a pele antes das injecções com álcool a 70º.

3]   Comparação entre a acupunctura e a mesoterapia no tratamento da dor cervical crónica:

O nosso estudo mostrou que a mesoterapia proporcionou um alívio da dor significativamente mais rápido aos doentes, mas que no final do tratamento os dois métodos eram equivalentes. A acupunctura permitiu uma melhor extensão da coluna cervical no final do tratamento. Não houve diferença significativa entre os dois grupos em termos da atitude da coluna cervical no plano sagital.

Tanto quanto sabemos, não existe nenhuma publicação comparável à nossa na literatura local ou internacional.

No entanto, um trabalho italiano de Di Cesare, publicado em 2011, pode ser relevante neste contexto. O autor comparou a mesoterapia com pontos de gatilho e a mesoterapia com pontos de acupunctura no tratamento da dor lombar crónica [47]. Este foi um estudo aleatório controlado com dois grupos. ᵉʳO grupo 1, constituído por 29 doentes com idade média de 52,5 ± 12,1 anos, recebeu mesoterapia com lidocaína em 18 pontos gatilho identificados segundo o método de Travell e Simons [52,53]. O ᵐᵉgrupo 2^, 33 doentes com uma idade média de 52,5 ± 12,9 anos, recebeu mesoterapia à base de lidocaína nos seguintes pontos de acupunctura: VB34, VB41, VB 30, V60, V31, V52, DM3, R4, TR5 e pontos Ashi dorsais. Ambos os grupos receberam uma sessão por semana durante 4 semanas. A dor foi avaliada utilizando a escala visual analógica (EVA) e a escala verbal analógica. O impacto funcional foi avaliado utilizando o Questionário da Escala de Incapacidade de Roland Morris (RMQ) [54] e o Questionário de Incapacidade de Oswestry para a dor lombar (ODQ) [55]. ᵉʳOs resultados mostraram que, no grupo que recebeu mesoterapia com pontos de acupunctura, os doentes relataram uma melhoria significativa em termos de dor e ganho funcional do que o grupo 1. Este resultado manteve-se 4 semanas após a paragem do tratamento. ᵉᵐᵉᵉʳᵉᵉᵐᵉᵉᵐᵉO autor registou efeitos adversos em apenas 4 pacientes do grupo 2, entre a primeira e a segunda sessão, que desapareceram antes da terceira sessão. O autor descreveu a dor no pescoço como mínima.

Comparando a eficácia das duas técnicas, como descrito nos capítulos anteriores, podemos ver na literatura que ambos os métodos são promissores. No que diz respeito aos efeitos adversos, os incidentes encontrados com a acupunctura parecem ser mais benignos. A mesoterapia impõe igualmente uma restrição de indicação, a das alergias medicamentosas, por vezes encontradas com os AINE.

No entanto, quando comparamos o protocolo terapêutico, verificámos que a mesoterapia era menos restritiva para o paciente, com apenas uma sessão semanal em comparação com 3 sessões de acupunctura.

<u>**4]   Recomendações:**</u>

As principais recomendações dizem respeito à metodologia a seguir em trabalhos futuros. Seria interessante comparar os dois métodos terapêuticos em ensaios aleatórios controlados e em maior número. No que diz respeito ao protocolo terapêutico, seria igualmente sensato uniformizar os métodos. Com efeito, a acupunctura foi combinada com tração cervical, eletropunctura, ventosas, etc... Do mesmo modo, para a mesoterapia, os produtos e as técnicas de injeção variam de um estudo para outro. Propomos igualmente avaliar os dois métodos a médio e longo prazo.

Além disso, a mesoterapia continua a ser uma técnica empírica na Tunísia, na ausência de uma formação reconhecida pela Faculdade de Medicina de Tunes. Propomos a criação de um diploma no seio da Faculdade para regularizar a atividade dos médicos que praticam a mesoterapia.

Em conclusão, deixamos ao critério do médico a escolha do método de medicina complementar com o qual está mais familiarizado e/ou ao qual tem um acesso mais fácil. Ele deve saber indicar um ou outro em função da adesão potencial do paciente às sessões (numerosas para a acupunctura e menos para a mesoterapia). Deve também conhecer as contra-indicações de cada um (por exemplo: uso de pace-maker para a eletropunctura, alergia aos AINEs para a mesoterapia, perturbações da hemostasia para ambos, etc.).

5 Conclusões

ereA dor cervical crónica é um motivo frequente de consulta, tanto nos serviços de 1.ª linha como nas consultas de especialidade, constituindo um problema de saúde pública pelo seu carácter incapacitante e recorrente e pelo seu custo para a comunidade. Requerem um tratamento multidisciplinar, combinando medicação e reabilitação. Para aliviar a dor dos doentes de forma mais rápida, ou mesmo mais eficaz, os profissionais recorrem às chamadas terapias complementares, como a acupunctura e a mesoterapia. A acupunctura é uma terapia baseada na medicina tradicional chinesa, que remonta a 4000 anos. A mesoterapia é uma técnica relativamente recente, introduzida pelo Dr. Pistor nos anos 50. Os seus benefícios como terapia adjuvante no tratamento da dor músculo-esquelética, particularmente da dor cervical crónica, são bem reconhecidos. Os objectivos deste estudo foram avaliar a eficácia clínica da mesoterapia e da acupunctura como tratamentos adjuvantes da dor cervical mecânica de origem degenerativa e comparar a eficácia a curto prazo destas duas terapias.

Trata-se de um estudo prospetivo que decorreu entre agosto de 2015 e dezembro do mesmo ano. ereme Foram envolvidos 50 pacientes que sofriam de dores no pescoço, divididos igualmente em dois grupos: o grupo 1, que consultou o serviço de acupunctura do Hospital Mongi Slim de La Marsa, e o grupo 2, que consultou o serviço de Medicina Física e Reabilitação Funcional do Instituto Ortopédico Mohamed Kassab. Aquando da inclusão, e após consentimento oral informado, todos os pacientes foram questionados sobre a intensidade da sua dor cervical (avaliada pela escala visual analógica VAS), a idade dos seus sintomas e se tinham ou não nevralgia. erNesta 1 consulta, foi também avaliada a mobilidade da coluna cervical (distâncias mento-esternal para flexão e extensão, distâncias mento-acrómio para rotação direita e esquerda e distâncias auricular-acrómio-trágus para inclinação lateral direita e esquerda) e procuradas anomalias posturais (distâncias entre os processos espinhosos de C3 e C7 e o fio de prumo (ou parede)).

erOs pacientes do grupo 1, que consultaram o serviço de acupunctura do CHU Mongi Slim de La Marsa, receberam uma prescrição de 10 sessões à razão de 3 sessões por semana. Esta prescrição pode ou não ter sido associada a um tratamento médico convencional (medicamentos, reabilitação, colar cervical, etc.). O tratamento por acupunctura consistiu numa combinação de pontos locais e de pontos remotos padrão para as dores no pescoço, de pontos Ashi e de pontos situados no trajeto das irradiações. Foi também aplicada a estimulação eléctrica das agulhas de punção. eme emeFoi efectuada uma avaliação clínica, incluindo todos os itens do exame clínico inicial, bem como uma EVA da dor após as 3 e 6 sessões (A3, A6) e no final do tratamento (1 semana após a última sessão) (A10).

emeAos pacientes do grupo 2, que consultaram o serviço de Medicina Física e Reabilitação

Funcional do Instituto Ortopédico Mohamed Kassab, foram prescritas 3 sessões de mesoterapia, uma por semana. Esta prescrição pode ou não ter sido combinada com um tratamento médico convencional (medicação, reabilitação, utilização de um colar cervical, etc.). O tratamento mesoterapêutico consistiu numa combinação de 2 técnicas: uma série de injecções intradérmicas profundas, ponto por ponto, nas zonas dolorosas, de uma mistura de : Lidocaína, tiocolchicosídeo e cetoprofeno com uma agulha de 4 mm, e um revestimento intradérmico superficial com uma mistura de Lidocaína e tiocolchicosídeo com uma agulha de 13 mm. emeemeemeFoi efectuada uma avaliação clínica, incluindo todos os itens do exame clínico inicial, bem como uma EVA da dor, após as sessões 1 e 2 (M1, M2) e uma semana após a sessão 3; o fim do tratamento (M3).

Os dados foram introduzidos e analisados utilizando o SPSS® 17.01 (Statistical Package for Social Sciences, SPSS Inc, Chicago, Illinois). Os gráficos foram produzidos utilizando o Excel® 12.0 (Microsoft Office 2007, Microsoft Corporation, Washington). Foi também efectuada uma revisão sistemática da literatura. Selecionámos artigos em língua inglesa e francesa publicados entre 1976 e 2016, consultando as bases de dados Medline e Google Scholar. As palavras-chave utilizadas isoladamente ou em combinação foram as seguintes: Acupunctura, Mesoterapia, mesotherapie, cervicalgies chroniques, dor cervical crónica. Consultámos igualmente os resultados de estudos tunisinos, que assumiram principalmente a forma de dissertações de mestrado ou de TCC, bem como de comunicações orais ou em poster.

O número total de doentes foi de 50, com uma idade média de 56,2 ±13,7 anos. Havia 36 mulheres e 14 homens. Os nossos doentes sofriam de dores cervicais há uma média de 6,1 anos [min: 1 mês, max: 25 anos].

eremeA idade média no grupo 1 foi de 57,5 ± 13,7 anos, e de 54,9 ± 15,9 anos no grupo 2 (p=0,54). eremeHavia 17 mulheres e 8 homens no grupo 1 e 19 mulheres e 6 homens no grupo 2 (p=0,37). De igual modo, não se registou diferença estatisticamente significativa em termos de profissão entre os doentes dos dois grupos (p=0,24). eremeO tempo médio de evolução da dor foi de 7,1 ± 6,7 anos no grupo 1 e de 5,1 ± 5,8 anos no grupo 2 (p=0,28). No grupo da acupunctura, a dor irradiava para o(s) membro(s) superior(es) em 64% dos casos. No outro grupo, a irradiação estava presente em 72%. er80% dos pacientes do grupo 1 tinham recebido tratamento médico no último mês e 64% tinham beneficiado de reabilitação nos últimos 6 meses. emeTodos os doentes do grupo 2 tinham recebido medicação no último mês (p=0,025) e 44% tinham recebido reabilitação nos últimos 6 meses (p=0,128). eremeeremeeremeOs medicamentos mais frequentemente prescritos foram os analgésicos necessários (80% para o grupo 1 e 100% para o grupo 2; p=0,025), os anti-inflamatórios não esteróides (AINE) (32% para o grupo 1 e 40% para o grupo 2; p=0,38) e os relaxantes musculares (24% para o grupo 1 e 28% para o grupo 2; p=0,50).

A média da EVA da dor inicial foi de 8/10 no grupo da acupunctura e de 7,9/10 no grupo da mesoterapia (p=0,83). Relativamente aos outros dados do exame clínico inicial, apenas se verificou uma diferença significativa entre os dois grupos. Trata-se da distância queixo-esterno em flexão. Por conseguinte, não baseámos as nossas conclusões neste parâmetro.

[er]No nosso estudo, a acupunctura melhorou a dor e a amplitude da coluna cervical nos doentes do grupo 1. Isto deve-se ao facto de,

CONCLUSÕES 8 dos 25 pacientes descreveram um desaparecimento total da dor no final do tratamento, com uma EVA média de 2,1/10 para este grupo. [me]No nosso estudo, a mesoterapia melhorou a dor e a amplitude da coluna cervical nos pacientes do grupo 2^. De facto, 9 dos 25 pacientes descreveram um desaparecimento total da dor no final do tratamento, com uma EVA média de 1,5/10 para este grupo. Observámos igualmente um aumento da flexibilidade dos movimentos da coluna cervical em todos os planos do espaço: flexão, extensão, rotações à direita e à esquerda e inclinações laterais nos dois grupos. Foi igualmente observada uma redução da anteprojecção da coluna cervical em todos os pacientes, em todos os métodos combinados.

[emememe]Apenas houve uma diferença significativa na EVA após as 6 sessões de acupunctura e as 2^ sessões de mesoterapia, com uma melhoria mais rápida da dor no grupo 2^ (p=0,05). No entanto, no final do tratamento, os dois métodos eram equivalentes (sem diferença significativa).

A acupunctura resultou numa melhor amplitude de extensão da coluna cervical no final do tratamento. [erme]A distância queixo-esterno em extensão era de 20,9 cm para o grupo 1 no final do tratamento e de 19,3 cm para o grupo 2^ (p=0,02).

Não houve diferença significativa entre os dois grupos em termos da atitude da coluna cervical no plano sagital. De facto, verificou-se uma diminuição da anteprojecção da coluna cervical em todos os doentes, independentemente do método de tratamento escolhido.

Ao compararmos a eficácia das duas técnicas, quer através do nosso trabalho, quer através dos resultados encontrados na literatura, verificámos que ambos os métodos parecem ser promissores. No entanto, dado o número insuficiente de estudos sobre a mesoterapia na Tunísia, recomendamos a realização de mais trabalhos antes de nos pronunciarmos sobre a superioridade de um método sobre o outro. Quando também comparámos o protocolo terapêutico, notámos que a mesoterapia era menos restritiva para o paciente, com apenas uma sessão semanal em comparação com 3 sessões de acupunctura. Recomendamos também uma maior padronização dos protocolos, principalmente para a mesoterapia. Sugerimos também que estudos futuros comparem a eficácia dos dois métodos de tratamento a médio e longo prazo.

Em conclusão, deixamos ao médico a escolha do método de medicina complementar com o qual está mais familiarizado e/ou ao qual tem um acesso mais fácil. Deve saber indicar um ou outro em função da adesão potencial do paciente às sessões (numerosas para a acupunctura, e menos numerosas mas com injeção de medicamentos para a mesoterapia). Deve também conhecer as contra-indicações de cada um (por exemplo: o uso de pace-maker no caso da eletropunctura, a alergia aos AINEs no caso da mesoterapia, as perturbações da hemostasia no caso de ambas, etc.).

Referências

1] Hildingsson MC, Nilsson M. The prevalence of neck pain: a population-based study for northern Sweden. Ata Orthop Scand. 2002;73:455-9

2] Vincent K. Análise sistemática da eficácia da terapêutica manual na dor cervical comum. Rev Rhum. 2013 ;80:503-511.

3] Vital JM, Lavignolle BV, Pointillart O, Gille, De Seze M. Cervicalgia commune et nevralgies cervicobrachiale. Encyclopedie Medico-Chirurgicale (Elsevier Masson SAS, Paris), 15-831-A-10, 2004

4] Manh Don N, Phankim-Koupernik M. E a acupunctura? (pp. 173-178). In: de Seze S, Ryckewaert A, Kahn M-F, Guerin CL, editores. I'Actualite Rhumatologique 1971. Paris: Expansion Scientifique; 1971.

5] Ernst E. Complementary and alternative medicine in rheumatology (Medicina complementar e alternativa em reumatologia). Bailliere's Clinical Rheumatology. 2000;14:731-49.

6] Sandberg M, Lundeberg T, Lindberg L, Gerdle B. Efeitos da acupunctura no fluxo sanguíneo cutâneo e muscular em indivíduos saudáveis. European Journal of Applied Physiology. 2003;90(1-2):114-9.

7] Sato A, Sato Y, Schmidt R. The impact of somatosensory input on autonomic functions. Heidelberg: Springer-Verlag; 1997.

8] Zhao Z. Mecanismos neurais subjacentes à analgesia por acupunctura. Neurobiologia. 2008;85:355-75.

9] Lundeberg T, Ekholm J. Pain - from periphery to brain (Dor - da periferia ao cérebro). Jornal da Associação de Fisioterapeutas Licenciados em Acupunctura. 2001:13-9.

10] Bradnam L. Uma proposta de modelo de raciocínio clínico para a acupunctura ocidental. Jornal da Associação de Fisioterapeutas Licenciados em Acupunctura. 2007:21-30.

11] Pistor M. Um défice terapêutico: a mesoterapia. 3 [eme]edição. Paris: Maloine, 1979, 272 p.

12] Lavignolle B, de Seze M, de Boysson A, Lavignolle V, Fourquet M, Jeanmaire Y, et al. Mesoterapia no tratamento da dor projectada na patologia degenerativa da coluna vertebral. Estudos aleatórios controlados versus infiltrações. [er] In:1 Congres national de Mesotherapie, Paris22-23 mars 2003.

13] Boudokhane S, El Mtaoua S, Salah S, Migaou H, Aoud W, Elmay W, et al. Interet de la mesotherapie dans le traitement des douleurs musculo-squelettiques en MPR. Anais de Medicina Física e de Reabilitação. 2014;57S:e202-e211

14] Gouilly P, Petitdant B, Braun R, Royer A, Cordier JP. Avaliação da coluna cervical. EMC (Elsevier Masson SAS, Paris), Kinesitherapie-Medecine physique-Readaptation, 26-008-

G-10, 2009

15] Guermazi S. Contribuição da acupunctura associada à tração cervical no tratamento da dor cervical crónica. [Memoire] Acupunctura, 2014, Tunis.

16] Haddad A. Tratamento da dor cervical osteoartrítica por acupunctura, a propósito de 30 casos. [Memoire] Acupunctura, 2007, Tunis.

17] Zgolli S. Eficácia da acupunctura no tratamento da cervicartrose em 50 casos. [Memoire] Acupunctura, 2004, Tunis.

18] Tlili A. Place de l'acupuncture dans le traitement des cervicalgies. [Memoire] Acupunctura, 2003, Tunis.

19] Liu MJ, Mu JP, Zheng S, Ren CJ. Observação da eficácia da espondilose cervical do tipo raiz nervosa tratada por agulhamento quente em Jiaji (EX-B 2) e batimento com agulha de flor de ameixa. Jornal Mundial de Acupunctura Moxibustão. 2013 ;23:6-10.

20] Wang C, Wu Y, Zhang J, Huang C. Observação sobre a eficácia da injeção de pontos de acupuntura combinada com a tração para a radiculopatia cervical. Jornal de Acupuntura e Ciência Tuina. 2011;9:380-83.

21] Yi-Qun MI. Estudo Clínico sobre Electro-acupunctura mais Tração no Tratamento da Extrusão do Disco Cervical em 100 Casos. Jornal de Acupunctura e Ciência Tuina. 2006;4:227-9.

22] Wu L, Yang XZ. Observação Clínica do Tratamento da Espondilose Cervical com Acupunctura e Tração. Jornal de Acupuntura e Ciência Tuina. 2005;3:39-41.

23] Qian Xi. Tratamento da radiculopatia espondilótica cervical: acupunctura nos pontos Jiaji do pescoço e punção de sangria com a agulha de flor de ameixa. World Jour of Acup-Moxibus. 2012;22:1-4.

24] Zhang ZS, Chen QI. Tratamento da espondilose cervical em 73 casos por acupunctura quente e tração. Jornal de Acupuntura e Ciência Tuina. 2005;3:46-7.

25] Zhang XY, Yao GZ. Tratamento de 40 Casos de Vertigem Cervical por Acupunctura. Jornal de Acupuntura e Ciência Tuina. 2003;1(2):41-2.

26] Liang Z, Zhu X, Yanga X, Fua W, Lu A. Avaliação de uma terapia de acupunctura tradicional para a dor de pescoço crónica: Um estudo piloto controlado e aleatório. Terapias Complementares em Medicina. 2011;19S:S26-S32

27] Itoh K, Katsumi Y, Hirota S, Kitakoji H. Ensaio aleatório de acupunctura de pontos de gatilho comparado com outra acupunctura para o tratamento da dor cervical crónica. Terapias Complementares em Medicina. 2007;15:172-17.

28] Vas J, Perea-Milla E, Mendez C, Navarro SC, Rubio JML, Brioso M, Obrero IG. Eficácia e segurança da acupunctura para a dor cervical crónica sem complicações: um estudo controlado e aleatório. Pain. 2006;126:245-55.

29] Blossfeldt P. Acupunctura para dor cervical crónica - um estudo de coorte numa clínica de dor do NHS. Acupunctura em Medicina. 2004;22(3):146-151.

30] Bullinger M, Kirchberger I. SF-36 Fragebogen zum Gesundheitszustand. Gottingen: Hogrefe; 1998.

31] Witt CM, Jena S, Brinkhaus B, Liecker B, Wegscheider K, Willich NS. Acupunctura para pacientes com dor cervical crónica. Pain. 2006;125:98-106.

32] Beaudreuil J, Gallou JJ. Acupunctura e dor cervical crónica: uma revisão crítica da literatura. Rev Rhu. 2004;71:721-3.

33] Berman BM, Langenberg P, Hochberg M. Effectiveness of Acupuncture as Adjunctive Therapy in Osteoarthritis of the knee. Ann Intern Med. 2004;141:901-10.

34] Tukmachi E, Jubb R, Dempsey E, Jones P. O efeito da acupunctura nos sintomas da osteoartrite do joelho - um estudo aberto, aleatório e controlado. Acup Med. 2004;22:14-22.

35] Foster NE, Thomas E, Barlas P. Acupunctura como adjuvante da fisioterapia baseada no exercício para a osteoartrite do joelho: ensaio controlado aleatório. BMJ. 2007;335:436-40.

36] Scharf HP, Mansmann U, Streitberger Kl. Acupunctura e Osteoartrite do Joelho: Um ensaio aleatório com três braços. Ann Intern Med. 2006;145:12-20.

37] Vas J, Perea Milla E, Mendez C. Acupunctura e moxabustão como tratamento adjuvante da osteoartrite do joelho - uma grande série de casos. Acup Med. 2004;221:23-8.

38] MacPherson H, Thomas K, Walters S, Fittler M. The York acupuncture safety study: prospective survey of 34,000 treatments by traditional acupuncturists. BMJ. 2001;323:486-7.

39] Kamoun N, Dziri C, Ben Salah FZ. Fisioterapia-Mesoterapia no tratamento da cervicalgia comum. Rachis. 1998;10:47-150.

40] Palermo S, Riello R, Cammardella MP. Associação TENS+ mesoterapia na terapia da cervicobraquialgia: dados preliminares. Minerva Anesthesiologica. 1991;57:1084-85.

41] Piantoni D, Cotichelli E, Di Gianvito P. Resultados clínicos da experimentação multicêntrica. Jornal de Mesoterapia. 1981;1:60-3.

42] Ruggeri F, Bartoletti CA, Maggiori S. Resultados clínicos da experimentação multicêntrica. Jornal de Mesoterapia. 1981;1:47-9.

43] Mammucari M, Gatti M, Maggiori S, Sabato AF. Papel da Mesoterapia na Dor Musculoesquelética: Opiniões da Sociedade Italiana de Mesoterapia. Medicina Complementar e Alternativa Baseada em Evidências. 2012;2012:12.

44] Parrini M, Bergamaschi R, Azzoni R. Estudo controlado da eficácia do ácido acetilsalicílico por mesoterapia na dor lombo-ciática. Minerva Ortopedica Traumatologica. 2002;53(3):181-4.

45] Monticone M, Barbarino A, Testi C, Arzano S, Moschi A, Negrini S. Eficácia sintomática do tratamento estabilizador versus terapia laser para a dor lombar subaguda com testes positivos para a disfunção sacroilíaca: um ensaio clínico controlado aleatório com um ano de seguimento. Europa Medicophysica. 2004:40(4):263-8.

46] Costantino C, Marangio E, Coruzzi G. Mesoterapia versus terapia sistémica no tratamento da dor lombar aguda: um ensaio aleatório. Medicina Complementar e Alternativa Baseada em Evidências. 2011;2011:6.

47] Di Cesare A, Giombini A, Di Cesare M, Ripani M, Vulpiani MC, Saraceni VM. Comparação entre os efeitos da mesoterapia de pontos de gatilho versus mesoterapia de pontos de acupunctura no tratamento da dor lombar crónica: um ensaio clínico aleatório de curta duração. Terapias Complementares em Medicina. 2011;19(1):19- 26.

48] Narvarte DA, Rosset-Llobet J. Segurança das microinjecções subcutâneas (mesoterapia) em músicos. Problemas médicos dos artistas do espetáculo. 2011;26(2):79-83.

49] Carbonne A, Brossier F, Arnaud I. Surto de infecções subcutâneas por micobactérias não tuberculosas relacionadas com múltiplas injecções de mesoterapia. Jornal de Microbiologia Clínica. 2009;47(6):1961-4.

50] Meyruey M, Noaille-Degorce P, MerlierC, Chanez IP, Bousquet J. La mesotherapie, source de risques nouveaux. Rev Fr Allergol. 1986;26(1):27-8.

51] Herreros FOC, Moraes AM, Velho PENF. Mesoterapia: uma revisão bibliográfica. Ann Bras Dermatol. 2011;86(1):96-101.

52] Simons DG, Travell JG. Travell and Simons myofascial pain and dysfunction. The trigger point manual. Williams and Wilkins; 1999.

53] Lucas M, Macaskill P, Irwig L, Moran R, Bogduk N. Fiabilidade do exame físico para o diagnóstico de pontos-gatilho miofasciais: uma revisão sistemática da literatura. Clin J Pain. 2009;25:80-9.

54] Roland M, Fairbank JCT. O questionário de incapacidade de Roland-Morris e o questionário de incapacidade de Oswestry. Spine. 2000;31:15-24.

55] Fairbank JCT, Couper J, Davies JB, O'Brien J. The Oswestry low back pain disability questionnaire. Physiotherapy. 1980;66:271-3.

Apêndices

Apêndice 1: Formulário de recolha de dados

Numéro Fiche : ☐☐   Nom : ...., Prénom : ....

Numéro de dossier : ☐☐☐☐   Numéro de téléphone : ☐☐ ☐☐☐☐ ☐☐☐☐

Acupuncture ☐   **Mésothérapie** ☐

Age : ☐☐ ans   Sexe : F ☐   M ☐

Profession : - Travail manuel ☐   - Sans profession ☐

            - Travail administratif ☐   - Retraité ☐

Ancienneté des douleurs : ....

Irradiation au MS : Oui ☐   Non ☐   Territoire : C ☐

Signes associés:

- Fourmillement des mains : oui ☐ non ☐
- Céphalée : oui ☐ non ☐
- Vertige : oui ☐ non ☐
- Acouphène : oui ☐ non ☐

Traitement médicamenteux : AA ☐   AINS ☐   Myorelaxants ☐   Aucun ☐

Rééducation : Oui ☐   Non ☐

Evolution :

	Evaluation initiale	Après A3 ou M1	Après A6 ou M2	Après A10 ou M3 (fin du TTT)
EVA				
Distance menton-sternum au repos				
Distance menton-sternum à la F				
Distance menton-sternum à l' E				
Distance menton-acromion RDe				
Distance menton-acromion RG				
Distance Tragus-acromion ILDe				
Distance Tragus-acromion ILG				
Distance C3- mur				
Distance C7- mur				

Apêndice 2: Exemplo de pontos de acupunctura utilizados

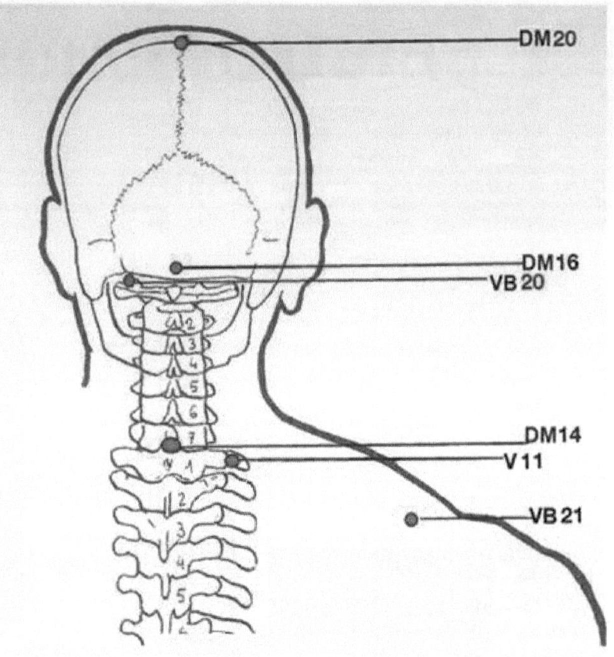